Endlich wieder glücklich und gesund!

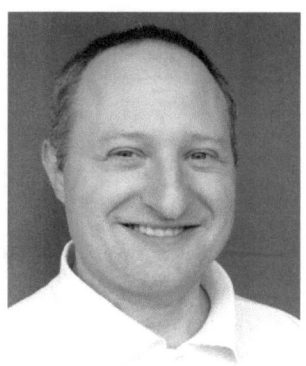

**Durch die
Meridian – Klopfpunkt – Therapie
mit Aspekten aus Ho´oponopono
und der Sedona-Methode**

Bibliografische Information der Deutschen Nationalbibliothek.
Die Deutsche Nationalbibliothek verzeichnet diese Publikation in der Deutschen Nationalbiografie; detaillierte bibliografische Daten sind im Internet über http://dnb.d-nb.de abrufbar.

1. Auflage

Copyright © Uwe Arning, Juli 2009

Herstellung und Verlag:
Books on Demand GmbH, Norderstedt

Lektorat:
Silke Arning, Johanna Christin Zillmer

Umschlagsgestaltung :
Uwe Arning,
Björn Zillmer (www.logoerstellung.org)

ISBN: 978-3-8391-1337-0

Danksagung

Zu Beginn möchte ich allen danken, die es mir ermöglicht haben, dieses Buch zu schreiben.

Hier ist vor allem meine Frau Silke zu nennen, die mich immer wieder neu inspiriert hat, meine Trainerin Dagmar Lautenbach-Dinse, Dr. Callahan, Gary Craig, John Diamond, Bärbel Mohr, Lester Levenson, Hale Dwoskin, Dr. Len, Rainer und Regina Franke, Björn Zillmer, das PRISMA Gesundheitsstudio, Johanna-Christin und Lars Zillmer und meine Tochter Finja, der ich mit diesem Buch helfen möchte, in eine glückliche Zukunft zu gehen.

**Wenn Sie in Ihrem Leben
was ändern wollen,
dann können nur Sie selber
etwas tun.**

**Ich wünsche Ihnen viel Spaß
beim Lesen
und beim Ausprobieren der
Meridian-Klopfpunkt-
Therapie
mit
Ho´oponopono
und der
Sedona-Methode**

Inhaltsverzeichnis

Vorwort

Unser Leben ist geprägt von emotionalen Gedanken. Dieses Denken wiederum hat zu dem geführt, was wir jetzt sind. Wir sind also verantwortlich dafür, wo wir jetzt stehen. Viele Menschen sind in ihrem Bewusstsein auch schon so weit, dass sie dies erkennen. Aber es gibt irgendwie keinen Ausweg. Mit meinem ersten Buch „Hoffnung -Wege zum gesunden Leben", habe ich schon vielen helfen können und auch einen Ausweg gezeigt.

Das nun vorliegende Taschenbuch ist eine Erweiterung der Klopftherapie. Besser gesagt ist es ein Zurückholen bereits vergessener bzw. weggelassener Klopfpunkte. Durch meine Forschung habe ich festgestellt, dass bei allen Klopftechniken, welche zur Zeit auf dem Markt sind, die Klopfpunkte leicht voneinander variieren. In meinem Buch sind daher alle Klopfpunkte genannt, welche bisher gefunden worden sind bzw. mit Erfolg angewendet wurden.

Diese Buch ist dafür gedacht, dass Sie es bei sich tragen können. So können Sie Ihren emotionalen Zustand jederzeit verbessern bzw. ändern.

Einleitung

Bevor Sie jetzt anfangen, das Buch zu lesen, wollte ich noch ein paar Worte sagen. Ich habe dieses Anleitungsbuch bewusst so geschrieben, dass Sie es schnell benutzen können. Ich mag Bücher, die schnell zum Thema kommen, besonders wenn es sich um Sachbücher handelt. Es macht mir Spaß, wenn der Leser leicht und schnell die Klopfpunkttherapie erklärt bekommt und diese auch anwenden kann. Alle weiteren Informationen und Kombinationen zu dieser Behandlungsmethode folgen dann im Anschluss. Also genau umgekehrt wie bei den meisten Büchern. Der Grund ist, dass das Spannende an dem Buch die Anwendung der Technik ist.

Das Buch ist eine Hilfestellung in allen Lebenslagen. Wenn es dem Menschen gut geht, dann neigt er dazu, nicht an sich weiter zu arbeiten. Mein Tipp, tragen Sie dieses Buch immer bei sich. Ich mache es ebenfalls, auch wenn ich das Buch geschrieben habe. Es ist einfach ein „Erinnerungsanker". Vielleicht reicht es aber auch, wenn Sie zumindest einen Zettel der Klopfpunkte mit sich führen. Also viel Spaß beim Klopfen!

Wenn Sie in der Öffentlichkeit nicht klopfen möchten, können Sie die ergänzenden Techniken, wie „Ho´oponopono" oder die „Sedona-Methode " auch jede für sich alleine nutzen. Ich wünsche nun viel Vergnügen beim Lesen.

Persönliche Vorstellung

Damit Sie etwas über mich wissen, möchte ich mich kurz vorstellen. Mein Name ist Uwe Arning und ich bin am 15.11.1969 in Marl (NRW) geboren. Ich bin verheiratet und habe eine Tochter.

Nach meiner schulischen Laufbahn habe ich Bürokaufmann und Einzelhandelskaufmann erlernt und war Soldat auf Zeit für acht Jahre. Während meiner Bundeswehrzeit habe ich ca. sechs Jahre als Vertrauensperson gearbeitet, um anderen zu helfen. Im Anschluss habe ich mit der Heilpraktikerausbildung begonnen. Eine große Änderung erfuhr mein Leben im Jahre 2000. Im November dieses Jahres hatte ich von heute auf morgen eine Halbseitenlähmung.

Es konnte keine Ursache gefunden werden. Durch einen Geistheiler sowie durch homöopathische und osteopathische Therapie bin ich körperlich wieder vollkommen gesund geworden. Was noch geblieben war, waren nun psychische Probleme. Diese konnte ich durch ein Seminar bei Dagmar Lautenbach-Dinse auflösen. Sie brachte mir die Meridian – Energie –

Techniken nach Franke bei. Diese Klopftechnik erlernte ich dann bei dem Begrün-
der Rainer Franke, bis hin zum Therapeut-
en. Nun habe ich meine eigene Technik
entwickelt, welche sich unter anderem aus
MET = Meridian-Energie-Techniken nach
Franke , EFT = Emotional-Freedom-Tech-
niques und TFT = Thougt Field Therapie
zusammensetzen.

Des Weiteren gehören zu der Meridian-
Klopfpunkt-Therapie Aspekte aus der Se-
dona-Methode von Hale Dwoskin und
„Ho´oponopono" nach Dr. Len und Bärbel
Mohr.

Im nächsten Kapitel komme ich jetzt
zur Meridian – Klopfpunkt – Therapie.

Was ist die
Meridian – Klopfpunkt – Therapie?
(MKT)

Die Meridian – Klopfpunkt – Therapie hat ihren Ursprung in der Akupunktur. Es ist auch eine Form der Akupunktur, jedoch ohne Nadeln. Hier werden mit den Fingerspitzen bestimmte Meridianpunkte leicht beklopft.

Gearbeitet wird hier überwiegend mit Emotionen. Hierdurch wird eine Befreiung von Ängsten, Ärger, Phobien, Stress und anderen emotionalen Themen sowie Traumata und deren Nachwirkungen dauerhaft ermöglicht. Die Klopftechnik selber wurde von Dr. Roger Callahan durch einen Zufall entdeckt. Dr. Callahan hat erkannt, dass die Ursache für jedes belastende Gefühl zu einer Unterbrechung im Energiesystem des Körpers führt.

Die Meridian – Klopfpunkt – Therapie kurz MKT, basiert neben der Akupunktur auf den Forschungsergebnissen und der Praxiserfahrung von Dr. George Goodheart, dem Vater der Kinesiologie, Dr. John. Diamond (Psychokinesiologie, Gehirnhälftenorschung), Dr. Callahan, dem Entdecker der Gedankenfeld-Technik (TFT), seinen Schülern Gary Craig (Emotional–Freedom–Technique = EFT) und Dr. Fred. Gallo (Energetische Psychologie). Eine Studie der Florida State University weist die Methode der energetischen Psychologie als eine der effektivsten modernen Ansätze u.a. für die Auflösung emotionaler Stress-, Konflikt- und Belastungsstörungen aus. Das nun vorliegende Taschenbuch ist, wie bereits im Vorwort erwähnt, eine Erweiterung der Klopftherapie. Besser gesagt, ist es ein Zurückholen bereits vergessener bzw. weggelassener Klopfpunkte.

Durch meine Forschung habe ich festgestellt, dass bei allen Klopftechniken, welche zur Zeit auf dem Markt sind, die Klopfpunkte leicht voneinander variieren. In meinem Buch sind daher alle Klopfpunkte genannt, welche bisher beim Klopfen Wirkung gezeigt haben, sowie Sonderklopfpunkte aus der Lichtbahnentherapie von Trudi Thali. Des Weiteren gehören, wie bereits am Anfang genannt, Aspekte aus der Sedona-Methode und Aspekte aus Ho´oponopono zur Meridian – Klopfpunkt –Therapie. Doch bevor es jetzt gleich los geht kommt noch ein kurzes Kapitel, was einen Klopferfolg verhindert oder blockieren kann.

Im Anschluss erfolgt die Erklärung des Klopfens. Die Sedona-Methode und Ho ´oponopono werden dann auf den folgenden Seiten im Buch erklärt.

Psychische Umkehrung und was noch blockieren kann

Eine psychische Umkehrung liegt vor, wenn der Energiefluss in den Meridianen in die falsche Richtung läuft. Weil der Energiefluss also genau in die andere Richtung fließt, bewirkt dies das Gegenteil dessen, was die betreffende Person beabsichtigt. Es liegt ein Widerspruch vor, zwischen dem was Sie wollen und dem, was Ihr Unterbewusstsein will.

Das Phänomen der psychologischen Umkehrung ist die Ursache für das wiederholte Scheitern vieler Therapien.

Um diese Umkehrung (negative Blockierung) aufzuheben, werden vor dem Klopfen zwei Gehirnatemausgleichsübungen gemacht.

(Diese werden bei der MKT – Anwendung erklärt). Nach den Atemübungen folgen eine oder auch mehrere der nachfolgenden Techniken um das Klopfen erfolgreicher zu machen.

Die **erste** Variante ist das Reiben des Herzpunktes mit dem Sprechen eines entsprechenden Satzes, welcher dreimal wiederholt wird.

Die **zweite** Variante ist das Klopfen des Handkantenpunktes mit dem Sprechen eines entsprechenden Satzes, welcher dreimal wiederholt wird.

Die **dritte** Möglichkeit ist die Nierenpunktatmung, diese wird noch erklärt.

Die **vierte** Art, eine psychische Umkehrung aufzuheben ist vielleicht sehr spirituell, aber sehr erfolgreich.
Sagen Sie oder Ihr Patient folgendes:
→ Möge meine Körperpolarität die Form annehmen, die der Schöpfer für mich vorgesehen hat.
Danach machen Sie oder Ihr Patient eine 360 Graddrehung rechtsherum.

Die **fünfte** Art, eine psychische Umkehrung aufzuheben ist für sehr tiefsitzende Probleme.
Hier klopfen Sie den Punkt unter der Nase und sprechen dazu einen entsprechenden Satz dreimal

Der Ablauf der Nierenpunktatmung ist sehr umfangreich und wird in Acht Schritte unterteilt, ist aber effektiv (wird aber nicht oft verwendet).

Ablauf der Nierenpunktatmung :
(Abbildung 3 Seite 34 Punkt 7 =
Nierenpunkt, liegt links und rechts)

Schritt 1:

Legen Sie den linken Mittel- und Zeigefinger auf den linken Nierenpunkt. Mit der rechten Hand klopfen Sie nun den Handrückenpunkt der linken Hand.
Atmen Sie jetzt bis zur Hälfte ein, kurze Pause, aber weiter klopfen, jetzt ganz einatmen.
Nun bis zur Hälfte ausatmen, kurze Pause, ganz ausatmen.

Schritt 2:

Jetzt legen Sie den linken Mittel-
und Zeigefinger auf den rechten Nierenpunkt.
Nun den gleichen Ablauf, wie bei Schritt 1.

Schritt 3:

Nun legen Sie den rechten Mittel-
und Zeigefinger auf den linken Nierenpunkt. Mit der linken Hand klopfen Sie nun wieder den Handrückenpunkt der rechten Hand.

Atmen Sie jetzt bis zur Hälfte ein, kurze Pause, aber weiter klopfen, jetzt ganz einatmen.
Nun bis zur Hälfte ausatmen, kurze Pause, ganz ausatmen.

Schritt 4:

Jetzt legen Sie den rechten Mittel- und Zeigefinger auf den rechten Nierenpunkt.
Wiederholen Sie den gleichen Atemablauf.

Schritt 5:

Jetzt legen Sie die Fingerknöchel der linken Hand auf den linken Nierenpunkt. Nun klopfen Sie mit der rechten Hand wieder den Handrückenpunkt der linken Hand. Es folgt der gleiche Atemablauf.

Schritt 6:

Die Fingerknöchel der linken Hand gehen jetzt wieder hinüber auf den rechten Nierenpunkt.
Wiederholen Sie den Atemablauf.

Schritt 7:

Jetzt legen Sie die Fingerknöchel der rechten Hand auf den linken Nierenpunkt. Mit der linken Hand klopfen Sie wieder den Handrückenpunkt der rechten Hand. Gleicher Atemablauf.

Schritt 8:

Die Fingerknöchel der rechten Hand gehen jetzt wieder auf den rechten Nierenpunkt. Gleicher Atemablauf.

Ende der Nierenpunktatmung.

Wenn Sie diese Übung jetzt gemacht haben, dürfte Ihnen schön warm sein. Aber wie gesagt, diese Übung brauchen Sie nicht oft.
Das waren jetzt Methoden, um eine eventuelle psychische Umkehrung aufzuheben. Damit die psychische Umkehrung das Klopfen nicht behindert, werden grundsätzlich von
vornherein vor jeder Klopfsitzung ein oder zwei dieser Übungen durchgeführt.

Was für das Klopfen noch hinderlich sein kann, ist vor allem zu wenig Wasser
getrunken zu haben, das Einnehmen von Medikamenten sowie übermäßiger Kaffeekonsum.

Jetzt geht es auf der anderen Seite los!

MKT - Ablauf in Kurzform

Bei einer **Sitzung mit MKT** wird zunächst in einem Gespräch bzw. bei einer Selbstbehandlung das belastende Thema herausgearbeitet.
Der Teilnehmer stimmt sich dann gefühlsmäßig auf sein bzw. das Thema (z. B. Angst) ein.

Während mit den Fingerspitzen bestimmte Punkte auf den Meridianen beklopft werden, wiederholt der Teilnehmer das belastende Thema. Dadurch werden energetische Blockaden aufgelöst und emotionaler Stress durch Entspannung bzw. inneren Frieden ersetzt.
Bei MKT muss man die Ursache des Problems im Allgemeinen nicht kennen, noch muss man das emotionale Leiden wieder durchleben.

Im jetzt folgenden Kapitel komme ich nun zur kompletten Beschreibung einer MKT – Anwendung.

Ablauf einer MKT Anwendung

Nun haben Sie die Möglichkeit die Meridian – Klopfpunkt – Therapie kennen zu lernen und an sich selber auszuprobieren.

Vorgehensweise:

Schritt 1: Thema auswählen

Suchen Sie sich ein Thema heraus, welches Sie schnell überprüfen können. Nehmen Sie eine Angst oder eine Wut.
Jetzt versuchen Sie den Wert auf der Skala von Null bis Zehn einzuordnen. Null bedeutet, z. B, dass keine Wut mehr vorhanden ist, wobei Zehn das Maximum wäre. Wenn Sie sich zum Beispiel für eine Wut entschieden haben, bilden Sie mit der Wut einen Satz.

Der Satz könnte nun so aussehen:
→ Meine Wut auf meinen Chef.
Jetzt haben Sie also Ihren Satz und die Emotion auf einer Skala bewertet.

Schritt 2:
Gehirnatemausgleichsübungen

Als zweiten Punkt machen Sie jetzt zwei Atemvorübungen (Gehirnbalanceübung).
Setzen Sie sich auf einen Stuhl oder Sessel und die Beine halten Sie parallel. Die rechte Handfläche wird auf die Stirn gelegt und die linke Handfläche legen Sie auf den Hinterkopf (Abbildung 1. Seite 31). Nun atmen Sie fünf bis sechs mal entspannt ein und aus. Jetzt gehen wir sofort zur zweiten Atemübung (Abbildung 2. Seite 32) über, diese wird üblicherweise im Sitzen ausgeführt, kann aber genauso gut im Liegen oder Stehen angewendet werden. Legen Sie das rechte über das linke Bein. Die Beine sind dabei gestreckt.

Mit den gestreckten Armen machen Sie es genau umgekehrt. Nun legen Sie den linken über den rechten Arm. Dann drehen Sie die Handflächen zueinander, falten die Hände und ziehen die gefalteten Arme nach innen, so dass Sie auf dem Brustkorb liegen. Atmen Sie nun durch die Nase ein und legen dabei die Zunge an den oberen Gaumen. Beim Ausatmen durch den Mund lösen Sie die Zunge wieder und sagen leise zu sich das Wort

→ Ruhe, → inneres Gleichgewicht oder →
Balance.
Das machen Sie jetzt ca. zwei Minuten.

Schritt 3: Klopfen der Thymusdrüse

Lösen Sie sich jetzt aus dieser Haltung.
Stellen Sie die Füße parallel auf den Bo-
den und klopfen Sie leicht die Thymusdrü-
se (diese liegt genau in der Mitte Ihres
Brustkorbes, siehe
Abbildung 3. Seite 34) mit fünf Fingern
oder einer leichten Faust.
Während Sie nun leicht klopfen, sprechen
Sie bitte folgenden Satz:

→ Ich liebe und glaube, vertraue, bin
dankbar und mutig.
(Satz von Rainer Franke aus der MET nach
Franke↓ oder aus der EFT, da ich es aus
beiden Systemen kennen gelernt habe)
oder
→ Ich bin toll, mutig und phantasiereich
oder → Ich bin frei und glücklich.
Nehmen Sie den Satz, welcher Ihnen am
meisten zusagt. Wiederholen Sie diesen
Satz fünf- bis zehnmal.

Schritt 4: Satz Ihres Hauptthemas

Massieren Sie jetzt mit der rechten Handfläche den Herzpunkt oder klopfen den Hankanten-Punkt (Punkt 15. Siehe Abbildung 3. Seite 34) und sagen dabei folgenden Satz dreimal, welchen wir gerade erarbeitet haben, in folgender Form.

→ Obwohl ich diese Wut auf meinen (z. B. Chef) habe, liebe und akzeptiere ich mich so wie ich bin.
Im Anschluss dreimal den Satz:

→ Obwohl ich es nicht verdient habe, diese Wut zu verlieren, liebe und akzeptiere ich mich so wie ich bin.

Schritt 5: Punkte klopfen

Jetzt klopfen Sie jeden Punkt, wie auf der Seite 34. Abbildung 3 gezeigt und beginnen am Stirnpunkt (AB). Auf welcher Seite Sie dann klopfen, spielt keine Rolle.
Für das Klopfen nehmen Sie den Zeige- und Mittelfinger. Sie klopfen jeden Punkt mindestens zehnmal. Bei jedem Punkt wiederholen Sie den Satz
→ Meine Wut auf ...(meinen Chef).

Schritt 6:
Kinesiologische Handrückenserie

Wenn Sie alle Punkte geklopft haben, kommt zum Abschluss der Handrückenpunkt (HR).

Sie klopfen jetzt diesen Punkt die ganze Zeit, während Sie folgendes machen:
→ Schließen Sie Ihre Augen
→ Öffnen Sie die Augen
→ Halten Sie den Kopf gerade und schauen Sie nun nur mit den Augen scharf nach unten rechts, dann scharf nach unten links.

Richten Sie Ihre Augen wieder geradeaus und malen mit Ihren Augen zwei Kreise in eine Richtung und danach in die andere Richtung.

Achtung: Immer noch den HR-Punkt leicht klopfen.

→ Augen wieder geradeaus richten und eine Melodie summen (z. B. Happy Birthday).
→ Mit dem Summen aufhören und laut von fünf auf null zählen.

→ Jetzt nochmals Summen und zum Schluss tief ein- und ausatmen.

Fertig.

Bitte schauen Sie jetzt, bei welchem Skalenwert Ihre Wut ist.
Ist noch Wut vorhanden?

Wenn ja, legen Sie Ihre rechte Hand nochmals auf das Herz und massieren wieder im Uhrzeigersinn bzw. klopfen den Handkantenpunkt. Sagen sie nun dreimal dabei den Satz:

→ Obwohl ich noch ein bisschen Wut auf .... habe, liebe und akzeptiere ich mich so wie ich bin.
Jetzt klopfen Sie alle Punkte sowie die Zusatzpunkte (Abbildung 4. Seite 36) mit dem Satz:

→ Meine restliche Wut auf... .
Die Wut sollte jetzt weniger oder sogar weg sein.

Im Allgemeinen ist die Wut jetzt aufgelöst und es kommen andere Themen / Sätze in den Vordergrund.

Auf diese Art und Weise können Sie alle negativen und belastenden Emotionen lösen.

Ich möchte Sie noch darauf hinweisen, dass beim Klopfen verschiedene Reaktionen auftreten können:

→   Sie vergessen den Satz während des Klopfens
→   Sie fangen an zu weinen (weiter klopfen, bis Sie sich besser fühlen)
→   Sie fangen an zu lachen
→   Sie müssen gähnen

Das sind alles Anzeichen, dass sich Ihr Problem auflöst bzw. reduziert oder verändert.

Es sind also ganz normale Reaktionen.
Eine weitere Reaktion, welche selten vorkommt, sind körperliche Symptome nach dem Auflösen der Emotion.
Zum Beispiel Rückenschmerzen, Schwindel, Kopfschmerzen, Bauchschmerzen usw.

Diese klopfen Sie dann mit dem entsprechenden Satz:

→ Meine Rückenschmerzen oder
→ Meine Bauchschmerzen oder ...
bis es wieder weg ist.

Jetzt haben Sie die MKT – Anwendung kennen gelernt.
Auf den folgenden Seiten ist der Ablauf noch einmal in Bildern dargestellt (diese haben Sie sich vermutlich schon angeschaut), sowie eine komplette Zusammenfassung der Meridian –Klopfpunkt – Therapie Anwendung.

Ich hoffe, dass Sie bisher alles verstanden haben. Wenn nicht, lesen Sie einfach den Abschnitt „MKT-Anwendung" noch einmal.

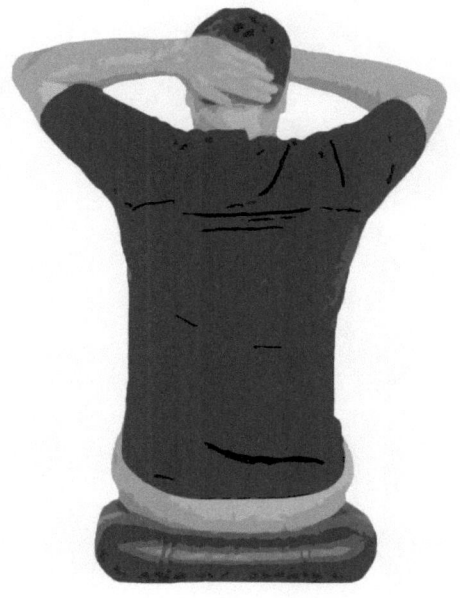

Abbildung 1

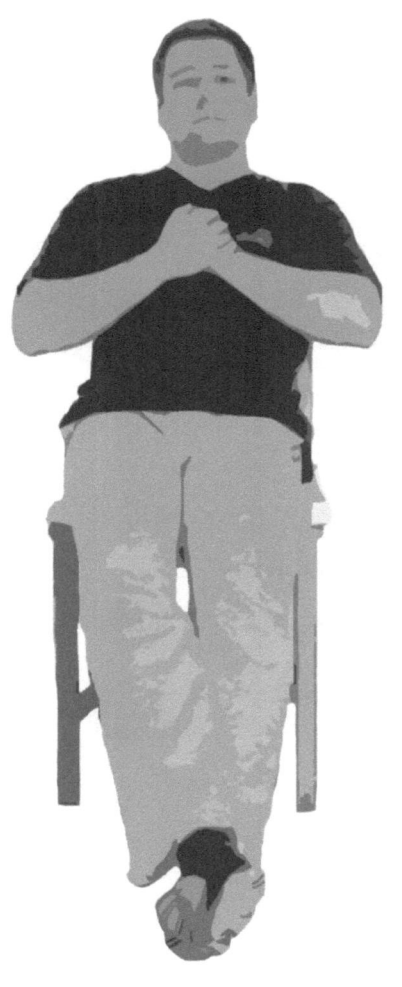

Abbildung 2

Die Punkte und Ihre Zuordnung

TD = **Thymusdrüse**
HP = **Herz-Punkt**
HR = **Handrücken-Punkt**

1 SP = **Stirn-Punkt (Drittes-Auge)**
2 AB = **Augenbrauen-Punkt**
3 SA = **Seitlicher Augen-Punkt**
4 JB = **Jochbein-Punkt**
5 UN = **Unter Nasen-Punkt**
6 UL = **Unterlippen-Punkt**
7 SB = **Schlüsselbein-Punkt**
8 UB = **Unterbrust-Punkt**
        (Selbstklopfer)

9 UA = **Unterarm-Punkt**
10 DP = **Daumennagel-Punkt**
11 ZF = **Zeigefingernagel-Punkt**
12 MF = **Mittelfingernagel-Punkt**
13 RF = **Ringfingernagel-Punkt**
14 KL = **Kleiner Fingernagel- Punkt**
15 HK = **Handkanten-Punkt**
16 SP = **Scheitel-Punkt**
17 KN = **Knie Außen-Punkt**
        (rechtes und linkes Knie)

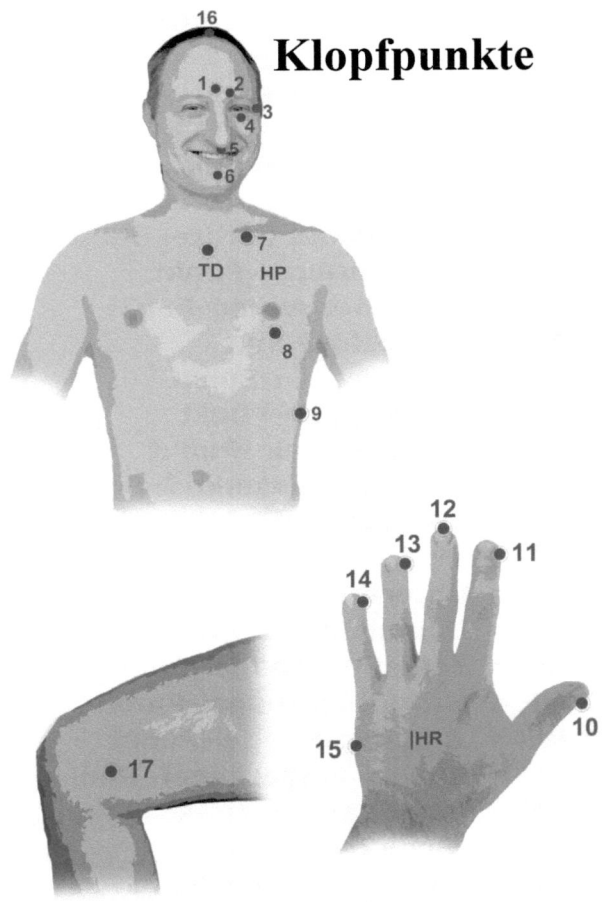

Klopfpunkte

Abbildung 3

Zusatzklopfpunkte

Diese Punkte sind aus der Lichtbahnen-Therapie von Trudi Thali. Sie ergänzen die Klopftherapie sehr gut, zählen aber nicht zum eigentlichen Klopfdurchgang.

Die Zusatzklopfpunkte benutzt man nach Gefühl also intuitiv, oder wenn Sie mit einem Rest des Problems arbeiten.

Punkte von 11a bis 14a sowie

Punkt 18 UB = Unterbauchnabel-Punkt oder Suchtpunkt

Punkt 19 HG = Handgelenk-Punkt (fast alle Handmeridiane)

Zusatzklopf-
punkte

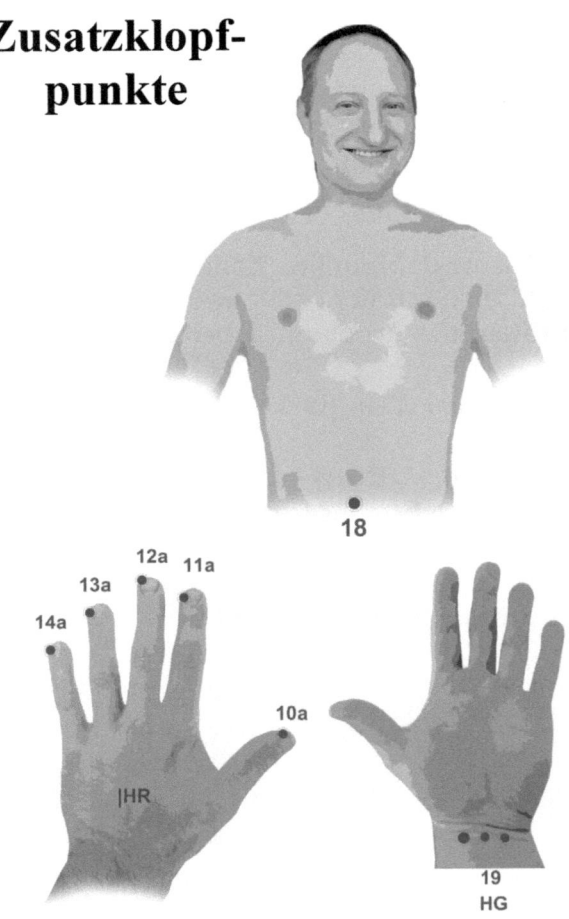

Abbildung 4

Behandlungsablauf komplett

Benennen Sie zuerst das Problem
(z. B. meine Angst vor dem Fliegen).

Wert des Problems auf einer Skala von Null bis Zehn einschätzen:
 0 = gar keine Angst
10 = maximaler Grad der Angst.

Ihr Wert = _____

Machen Sie zwei
Gehirn-Atemausgleichsübungen
(Siehe Seite 24).

Thymusdrüse klopfen: Sprechen Sie folgenden Satz siebenmal laut.
„Ich liebe und glaube, vertraue, bin dankbar und mutig.“

Massieren Sie nun den Herzpunkt im Uhrzeigersinn
(oder Handkantenpunkt klopfen)
und sprechen Ihr Problem aus.

„Obwohl ich ....
(z. B. diese Angst vorm Fliegen habe),

liebe und akzeptiere ich mich so wie ich bin." Wiederholen Sie den Satz dreimal. „Obwohl ich es nicht verdient habe, ... (z. B. diese Angst vorm Fliegen zu verlieren), oder „Auch wenn es ein Teil von mir nicht erlaubt, dass .... zu verlieren, liebe und akzeptiere ich mich so wie ich bin." Auch dreimal wiederholen.

Jetzt klopfen Sie alle 17 Punkte:

Bei jedem Punkt sprechen Sie jetzt Ihr Thema aus und klopfen dabei (z. B. Meine Angst vorm Fliegen).

Jetzt weitere Stressreduzierung:

Handrücken-Punkt klopfen.
Während Sie nun klopfen machen Sie Folgendes:

- Augen schließen
- Augen auf und geradeaus schauen
- nur mit den Augen: scharf nach unten rechts und dann nach unten links schauen
- mit den Augen zwei große Kreise machen,zweimal rechtsherum und zweimal linksherum

- summen Sie eine Melodie (z. B. Happy Birthday)
- zählen Sie laut von fünf auf null
- und noch einmal summen
- atmen Sie tief ein und aus.   Fertig !

Wo liegt nun Ihr Skalenwert? _____

Noch nicht bei Null, dann wiederholen.

Beginnen Sie am Herzpunkt:
„Obwohl ich noch ein bisschen (z. B. Angst, vor dem Problem) habe, liebe und akzeptiere ich mich so wie ich bin."

Klopfen Sie alle Punkte sowie die Zusatzpunkte bis Ihr Wert auf NULL ist.

Was kann mit der
Meridian – Klopfpunkt – Therapie
behandelt werden

Asthma,
Alle Ängste
(*z.B. Platzangst, Angst vor Spinnen, Mäu-
sen, Ratten, Höhenangst,
Angst vor Leuten zu sprechen,
Angst im Fahrstuhl, Flugangst...*),
Allergien,
Ärger,
Wut,
Eifersucht,
Essstörungen,
Gewichtsprobleme,
Hemmungen,
Körperliche Leiden (z. B. Verspannungen,
Rückenschmerzen und Kopfschmerzen)
Minderwertigkeitsprobleme,
Stress,
Trauerarbeit,
Migräne,
Depressionen,
Phobien (z. B. Spinnen, Schlangen),
Schuldgefühle,
Süchte (z. B. Süßigkeiten, Raucherent-
wöhnung),
Traumata,
Zwänge,
Frustrationen,

Leistungsblockaden (z. B. Schule),
sportlich mehr Erfolg, etc.

Sie sehen also, wie viel mit der Meridian –
Klopfpunkt – Therapie unter anderem alles
behandelt werden kann. Ich schreibe bewusst „kann", da ich eine Heilaussage
nicht machen darf.
Bevor Sie jetzt richtig loslegen Ihre Probleme aufzulösen, bekommen Sie nun
eine Aufgabe.

Tragen Sie in die folgende Liste „Harmonie
der Seele" auf der nächsten Seite, alle un-
angenehmen Ereignisse, Ängste, Sorgen,
usw. ein, welche Ihnen in der Vergangen-
heit bis jetzt passiert sind. Schreiben Sie
alles auf, an was Sie sich erinnern oder
Ihnen in den Sinn kommt. (Schule, Kindergarten, Partner, Eltern, Freunde usw).
Nehmen Sie sich das Kapitel „Was kann
mit der Meridian – Klopfpunkt – Therapie
behandelt werden" sowie das Kapitel „Beispiele zum Formulieren der Sätze zu unterschiedlichen Themen" zu Hilfe.

Harmonie der Seele (Reise von jetzt in die Vergangenheit)

Beispiele zum Formulieren
der Sätze
zu unterschiedlichen Themen

Zum Anfang des Satzes können Sie „Obwohl" oder das Wort „Auch" benutzen

Obwohl ich _____ (Problem einsetzen) habe, liebe und akzeptiere ich mich so wie ich bin.
Auch wenn ich_____ (Problem einsetzen) habe, liebe und akzeptiere ich mich so wie ich bin.

Akne

- meine Akne
- meine unreine Haut
- meine juckende Haut
- mein Akne durch (z. B. Medikamente oder etwas anderes)
- meine zu starke Talgdrüsensekretion/ Produktion
- meine Pusteln
- meine Pickel
- meine nervenden / störenden Pickel
- mein Schämen wegen dieser unreinen Haut

- mein Ärgern über die unreine Haut
- mein(e) Ärgern / Wut auf die Akne

„Ich wähle, ab sofort eine gesunde, straffe und makellose Haut zu haben." Diesen Satz klopfen Sie im Anschluss. Klopfen Sie diesen Satz ein bis zwei Wochen lang, jeden Abend und jeden Morgen.

Depression

- meine Depression
- ich habe keine Energie mehr
- ich fühle mich so ausgepowert
- meine Müdigkeit
- ich sehe keinen Sinn mehr im Leben
- ich habe die Schnauze voll
- ich bin doch nichts wert
- bei mir klappt nie etwas
- ich habe kein Glück
- mein frustriert sein
- ich fühle mich von ... verlassen / alleine gelassen
- ich gebe auf, ich kann nicht mehr

Vielleicht reichen die Sätze, gegebenenfalls ist hier auch therapeutische Unterstützung zu empfehlen.

Eifersucht

- meine Eifersucht
- meine Eifersucht auf ...
- meine Angst, verlassen zu werden
- meine Angst, wieder allein zu sein
- meine Wut auf / über ...
- mein Hass auf ...
- meine Angst, dass er / sie einen anderen kennen lernt
- meine Angst, dass er / sie mir fremdgeht
- mein Glaube, ihm / ihr nicht „ mehr" vertauen zu können
- ich kann ihm / ihr nicht vertrauen
- ich kann Keinem vertrauen
- meine Angst, dass wir uns scheiden lassen
- meine rasende Eifersucht

Flugangst

- meine Flugangst
- meine Angst abzustürzen
- meine Angst / mein Nervosität wenn ich in der Flughalle auf den Start warte
- meine Angst vor dem Rückflug
- mein mulmiges Gefühl im Magen beim Start / beim Landen
- meine Angst von Terroristen entführt / überfallen zu werden
- meine Angst, dass das Triebwerk ausgeht / ausfällt
- meine Übelkeit
- meine Panik, wenn ich im Flugzeug bin
- meine Angst nach unten gezogen zu werden
- mein mulmiges Gefühl oder Angst, wenn ich aus dem Fenster schaue

Höhenangst

- meine Höhenangst
- meine Angst, dass mir schwindelig wird
- meine Angst, in die Tiefe zu blicken / schauen
- meine Angst, das Gleichgewicht zu verlieren
- meine Angst, herunterzustürzen / herunterzufallen
- meine Angst, dass mir in der Höhe schwindelig wird
- meine Angst, nach vorne zu kippen
- mein(e) Gefühl / Angst, nach unten gezogen zu werden
- meine Angst, oben Panik zu bekommen
- meine Angst, nicht wieder alleine runter zu kommen

Emotionen im Zusammenhang mit der Höhenangst

- mein(e) Ärger / Wut / Traurigkeit, wegen der Höhenangst
- mein Genervtsein, wegen der Höhenangst
- mein(e) Ärger / Wut / Traurigkeit, dass ich wegen der Höhenangst nicht meinen Traumberuf bekomme
  bzw. bekommen habe

Kopfschmerzen

- meine Kopfschmerzen
- meine Kopfschmerzen durch Hormone
- meine Kopfschmerzen durch meine verkrampfte Haltung
- meine Kopfschmerzen durch irgendeinen Geruchsstoff (Benzin, Farbe, ...)
- meine Kopfschmerzen durch Stress / Ärger / Wut
- meine Kopfschmerzen durch die Brille
- meine Kopfschmerzen durch den Monitor / Bildschirm
- meine Kopfschmerzen durch die Monitorstrahlung

Bitte beachten Sie, dass wir oft Kopfschmerzen haben, wenn wir zu wenig Wasser oder Leitungswasser trinken.

Lampenfieber

- meine Symptome bei öffentlichen Auftritten
- mein mulmiges Gefühl, wenn ich auftreten muss

- meine Angst, wenn ich auftreten muss
- meine Angst, wenn ich da jetzt raus muss
- meine Angst, wenn ich jetzt auf die Bühne gehe
- meine Nervosität, wenn ich auftreten muss
- meine Angst, einen Fehler zu machen

Hier ist es auch wichtig, eventuelle Erlebnisse aus der Schulzeit zu klopfen, wenn Ihnen welche einfallen.

Platzangst

- meine Platzangst
- meine Angst, in engen Räumen
- meine Angst, dass ich keine Luft mehr bekomme
- meine Angst, dass ich ersticke
- meine Hilflosigkeit
- meine Angst / mein Gefühl erdrückt zu werden
- meine Angst, im Tunnel
- meine Angst, im Fahrstuhl
- meine Angst, dass ich hier nicht / nie wieder rauskomme
- meine Angst, in abgeschlossenen Räumen

Rückenschmerzen

- meine ... Rückenschmerzen
- Wie sind sie? → ziehend,
    → stechend oder ...
- meine Rückenschmerzen, die ich brauche / behalten will
- mir würden die Rückenschmerzen fehlen
- mein Genervtsein, von den Rücken- schmerzen
- meine Wut auf die Rückenschmerzen
- der Arzt hat gesagt, da kann man nichts machen
- mein Glaube, dass ich mit den Rückenschmerzen leben muss
- mein Glaube, dass ich die Rückensch- merzen nicht überwinden kann
- mein Glaube, dass in meinem Alter die Knochen automatisch schmerzen / weh tun

Sodbrennen

- mein Sodbrennen
- mein Sodbrennen nach dem Trinken von Milch oder etwas anderem
- mein Unglaube, dass mein Sodbrennen durch das Klopfen weggeht
- meine Angst, dass es nicht weggeht
- meine Angst, dass es wiederkommt
- meine Zweifel, dass mein Sodbrennen weg ist / bleibt

Sport

Mit Hilfe der Meridian – Klopfpunkt –Therapie können sportliche Leistungen in die Höhe schnellen. Eine Amateurmannschaft hat auf einmal Profiqualität und eine Profimannschaft Champions League Format. Dies gilt aber genauso für jede Einzelsportart.

- meine Angst, zu versagen
- meine Zweifel am Erfolg
- meine Angst, dem Druck (Trainer / Publikum / Presse / Medien) nicht gewachsen zu sein
- meine Wut auf den Mitspieler /

Gegenspieler oder ...
- mein Neid auf den Mitspieler / Gegenspieler oder ...
- meine Angst, mich zu blamieren
- meine Angst, mich / andere zu enttäuschen
- meine Angst, dass ich wieder vorbei schieße / werfe
- ich erwarte, dass wir verlieren, weil die Anderen doch viel besser sind
- meine schlechte Erinnerung an das letzte Mal
- der Kampfrichter / Schiedsrichter ist doch parteiisch
- der Kampfrichter / Schiedsrichter ist eh gegen mich
- meine Angst, mich zu verletzen
- meine Angst, dass ich mich wieder verletze
- meine Angst, hart gefoult zu werden
- meine Unsicherheit vor dem Schuss / Wurf / Schlag ...
- ich darf nicht verlieren
- meine Angst, zu verlieren
- meine Angst, zu gewinnen
- meine Angst, vor dem Erfolg
- meine Angst, dass ich mit dem Erfolg nicht umgehen kann
- meine Angst, dass ich / wir überheblich sind / werden
- meine Angst, dass ich / wir den Gegner zu leicht nehme(n)

- mein Sauersein / meine Wut, dass ich nicht spiele

Wut / Ärger / Sauersein

- meine Wut auf ...
- mein Ärger auf / wegen ...
- mein Sauersein ...
- meine Traurigkeit, weil ...
- mein Hass auf ...

Hier habe ich bewusst einige Emotionen zusammengefasst, da während des Klopfens die Emotion oft wechseln kann.

Zwang / zwanghafte Störungen

- mein Zwang, den ich habe
- ich muss immer an .... denken
- ich muss ständig den Herd kontrollieren
- meine Angst, ich habe den Herd angelassen und es fängt an zu brennen
- mein zwanghaftes Denken
- meine Angst / mein Glaube, dass ich den Zwang nicht los werde
- mein Gequält- / Genervtsein von dem Zwang
- meine Angst, wenn ich dem Zwang nicht folge

Seit wann besteht der Zwang und was war zu dem Zeitpunkt bzw. Jahre vor dem Zwang in ihrem Leben für ein Ereignis? Klopfen Sie alles, was Ihnen einfällt.

Ich hoffe, dass Ihnen die Beispiele geholfen haben beim richtigen Finden der Formulierungen für Ihren Satz. Um Ihnen aber noch mehr Hilfestellung geben zu können, habe ich im folgenden Kapitel einmal mögliche körperliche und seelische Beschwerden aufgelistet. Diese stehen im Zusammenhang mit einzelnen Meridianen.

Im Anschluss finden Sie eine Tabelle, wo Sie eine Zuordnung von den Klopfpunkten zu möglichen Emotionen und möglichen Symptomen finden.

Wenn Sie die Zuordnung der einzelnen Meridiane sowie die Tabelle erst mal nicht brauchen, lesen Sie auf Seite 73 weiter mit dem Kapitel „Warum funktioniert MKT ?"

Körperliche und seelische Beschwerden bei der Blockade eines Meridians

Gallenblasen-Meridian

Mögliche körperliche Symptome bei einer Blockade:

Augen- und Ohrenerkrankungen, Kopfschmerzen, Nackenverspannungen, Kreuzschmerzen, Enge in der Brust, Leber- und Gallenblasenerkrankungen, Hüftgelenk- und Knieschmerzen,

Mögliche seelische Beschwerden bei einer Blockade:

Wut, Ärger, Unentschlossenheit, Hilflosigkeit

Empfindungen nach dem Auflösen der Blockade durch das Klopfen:

Bescheidenheit, Verständnis, Toleranz, Nachsichtigkeit, Unternehmungslust, Kreativität

Blasen-Meridian

Mögliche körperliche Symptome bei einer Blockade:

Kopfschmerzen, Augenschwäche, Nackenverspannungen, Rückenschmerzen, Ischi-
as, Urogenital-Erkrankungen (Harn- und
Geschlechtsorgane betreffend)

Mögliche seelische Beschwerden bei einer Blockade:

Ängste, Schreckhaftigkeit, Ungeduld,
Frustration, Entsetzen

Empfindungen nach dem Auflösen der Blockade durch das Klopfen:

Frieden, Vertrauen, Mut

Magen-Meridian

Mögliche körperliche Symptome bei einer Blockade:

Magen- oder Darmbeschwerden, Allergien, Migräne, Augenerkrankungen, Hals- oder Zahnschmerzen, Erkrankung der Brustdrüsen, Gelenkschmerzen, Hautprobleme, Verspannung im Kieferbereich, Schmerzen in Knien und Beinen

Mögliche seelische Beschwerden bei einer Blockade:

Ablehnung, Ekelgefühle, Verbitterung, Zweifel, Kritiksucht, Enttäuschung, Unbeweglichkeit

Empfindungen nach dem Auflösen Blockade durch das Klopfen:

Vertrauen, Einfühlungsvermögen, Zufriedenheit, Anpassungsfähigkeit, Mitgefühl

Gouverneur-Lenker-Gefäß

Mögliche körperliche Symptome bei einer Blockade:

Infektionskrankheiten, Erkältung, Nasenbluten, Kopfschmerzen, Rückenschmerzen, Müdigkeit, Bronchitis, Nervenschwäche, Urogenital Erkrankungen

Mögliche seelische Beschwerden bei einer Blockade:

Depression, Mutlosigkeit, Antriebslosigkeit

Empfindungen nach dem Auflösen der Blockade durch das Klopfen:

Lebensfreude, Unternehmungslust, Ausgeglichenheit, Gelassenheit

Konzeptions-Gefäß

Mögliche körperliche Symptome bei einer Blockade:

Verdauungsstörungen, Herz- und Lungenerkrankungen, Sprechstörungen, Gesichtslähmung, Bronchitis, Heiserkeit, Asthma, Bluthochdruck, Impotenz, Blähungen, Frigidität, Bauchschmerzen, Urogenital-Beschwerden

Mögliche seelische Beschwerden bei einer Blockade:

Schamgefühl, Erröten, Spannungen, Enge in der Brust

Empfindungen nach dem Auflösen der Blockade durch das Klopfen:

Gelassenheit, innere Ruhe, Offenheit, Selbstvertrauen, Selbstverantwortung, Vetrauen

Nieren-Meridian

Mögliche körperliche Symptome bei einer Blockade:

Urogenital-Erkrankungen, Muskelschwäche der Beine, Wasserstau, Gleichgewichtsstörung, Nieren- und Blasenentzündung, Impotenz, Rückenschmerzen, Bettnässen
Menstruationsbeschwerden, Ohrenerkrankungen

Mögliche seelische Beschwerden bei einer Blockade:

Ängstlichkeit, Aberglaube, Übervorsicht, innere Spannungen

Empfindungen nach dem Auflösen der Blockade durch das Klopfen:

Vertrauen, Bestimmtheit, Kreativität, Sorglosigkeit, Selbstsicherheit

Leber-Meridian

Mögliche körperliche Symptome bei einer Blockade:

Migräne, Schmerzen im Brustraum und Rücken, Menstruationsbeschwerden, Leber- und Gallenblasenleiden, Verdauungsbeschwerden, Entzündungen der Harnwege, Dysurie (Probleme der Harnentleerung), Impotenz, Schmerzen in den Unterschenkeln, Bluthochdruck, Epilepsie

Mögliche seelische Beschwerden bei einer Blockade:

Wut, Zorn, Groll, Ärger, Rachegefühl

Empfindungen nach dem Auflösen der Blockade durch das Klopfen:

Zufriedenheit, Verzeihen können, Lebensmut, Glücksgefühl

Milz-Meridian

Mögliche körperliche Symptome bei einer Blockade:

Magenschmerzen, Darmentzündungen, Blähungen, Ekzeme und Allergien, Störung des Wasser- und Bluthaushaltes, Wechseljahrsbeschwerden, Bettnässen, Hämorrhoiden, Venenerkrankungen

Mögliche seelische Beschwerden bei einer Blockade:

Ablehnung, Zukunftsangst, Neid, Verbissenheit

Empfindungen nach dem Auflösen der Blockade durch das Klopfen:

Anerkennung, Zuversicht, Mitleid, Vertrauen

Lungen-Meridian

Mögliche körperliche Symptome bei einer Blockade:

Erkrankung der Atmungsorgane, Husten, Erkältung, Asthma, Atemnot, Schmerzen der Arme, Kopfschmerzen, Erkrankungen im Mund und Rachen

Mögliche seelische Beschwerden bei einer Blockade:

Bedrücktheit, Verachtung, Stolz, Sarkasmus, Ironie, Spott, Reue

Empfindungen nach dem Auflösen der Blockade durch das Klopfen:

Demut, Bescheidenheit, Vergnügtsein, Zufriedenheit, Zulassen

Dickdarm-Meridian

Mögliche körperliche Symptome bei einer Blockade:

Entzündung im Kiefer und Hals, Schnup-
fen, Verschleimung, Verstopfung oder
Durchfall, Darmentzündung, Bluthochdruck, Trigemin-
usneuralgie (Gesichtsnervenschmerz),
Zahn- schmerzen

Mögliche seelische Beschwerden bei einer Blockade:

Kummer, Schuldgefühle, Geiz, Depression, Apathie, Gleichgültigkeit,

Empfindungen nach dem Auflösen der Blockade durch das Klopfen:

Begeisterungsfähigkeit, Verzeihen können,
Loslassen, Großzügigkeit

Kreislauf-Sexus-Meridian

Mögliche körperliche Symptome bei einer Blockade:

Gehirnerkrankungen, Migräne, Epilepsie, Übelkeit und Erbrechen, Angina pectoris, Durchblutungsstörungen, Lähmungen, Erschöpfungszustände, Kreislaufkollaps oder Schockzustand, Schluckauf

Mögliche seelische Beschwerden bei einer Blockade:

Schwermut, Schuldgefühle, Düsternis, Eifersucht, Unruhe, Spannungsgefühle

Empfindungen nach dem Auflösen der Blockade durch das Klopfen:

Innere Ruhe, Entspannung, Selbstvertrauen, Zufriedenheit

Dreifach – Erwärmer - Meridian

Mögliche körperliche Symptome bei einer Blockade:

Erkrankungen am Ohr, Tinnitus, Schmerzen in den Gelenken, Schmerzen im Arm oder den Schultern, unausgeglichene Körperwärme, Verdauungsbeschwerden,Gleichgewichtsstör-ngen, Erschöpfungszustände,

Mögliche seelische Beschwerden bei einer Blockade:

Verzweiflung, Hoffnungslosigkeit, Einsamkeit, Schwermut, Burnout-Syndrom

Empfindungen nach dem Auflösen der Blockade durch das Klopfen:

Leichtigkeit, Fröhlichkeit, Ausgeglichenheit, Zuversicht

Herz-Meridian

Mögliche körperliche Symptome bei einer Blockade:

Herzerkrankungen, Erregungszustände, Nervenschwäche, Schlaflosigkeit, Angstzustände, Kreislaufbeschwerden, Bewusstlosigkeit

Mögliche seelische Beschwerden bei einer Blockade:

Wenig Selbstvertrauen, Unsicherheit, Trauer, Hassgefühle, Ärger, Enttäuschung, falsche Erwartungen

Empfindungen nach dem Auflösen der Blockade durch das Klopfen:

Selbstsicherheit, Vergebung, Liebesfähigkeit, Herzlichkeit, Mitgefühl

Dünndarm-Meridian

Mögliche körperliche Symptome bei einer Blockade:

Verdauungsbeschwerden, Entzündungen im Kieferbereich, Schmerzen im Arm, oberen Rückenbereich oder in den Schultern, Tinnitus, Verspannungen im Nacken, Taubheitsgefühl in den Fingern

Mögliche seelische Beschwerden bei einer Blockade:

Kummer, Überempfindlichkeit, Traurigkeit, Sorgen

Empfindungen nach dem
Auflösen der Blockade durch das Klopfen:

Lebensfreude, Gefühl des Angenommen seins, Geborgenheit

Klopfpunkte und die Zuordnung zu Emotionen oder Symptomen

Klopfpunkt	Emotion / Symptom
Drittesauge-Punkt (DAP)	Traumata, Ängste, Sucht, Depression
Augenbrauen-Punkt (AB)	Traumata, Frustration, Ruhelosigkeit, Ungeduld
Punkt seitlich des Auges (SA)	Wut, Depression, Verzweiflung, Einsamkeit, Hoffnungslosigkeit
Punkt unter dem Auge am Jochbein (JB)	Angst, Bitterkeit, Phobien, Gier, Suchtdrang, Ekel, Übelkeit, Nervosität
Punkt unter der Nase (UN)	Verlegenheit, tief sitzende psychische Umkehrungen
Punkt unter der Lippe (UL)	Scham
Schlüsselbein-Punkt (SB)	Angst, Unsicherheit, sexuelle Unentschlossenheit
Rippenpunkt (RP)	Unglücklichsein
Punkt unter dem Arm (UA)	Angst vor der Zukunft, Nervosität, Suchtdrang, Selbstachtung

Klopfpunkte und die Zuordnung zu Emotionen oder Symptomen

Punkt am Daumen (DP)	Intoleranz, Arroganz, Vorurteile, Verachtung, Geringschätzung
Punkt am Zeigefinger (ZP)	Schuldgefühle
Punkt am Mittelfinger (MP)	Eifersucht, Abhängigkeiten, Bereuen, Starrsinn, sexuelle Spannung
Punkt am Ringfinger (RPF)	Depression, Einsamkeit, physische Schmerzen
Punkt am Kleinen Finger (KP)	Ärger, Zorn
Handkantenpunkt (HK)	Traurigkeit, psychische Umkehrung
Punkt oben am Kopf (SD = Schädeldach)	Verlegenheit
Punkt an den Knien (KNP) Dreimeilenpunkt	Er verbessert den Energiefluss in allen Meridianen und wirkt sich dadurch günstig auf den Seelenzustand aus

Warum funktioniert MKT ?

Die Ursache aller negativen Emotionen ist eine Störung innerhalb des körperlichen Energiesystems. Es entsteht eine negative Verbindung zum morphischen Feld.

Bisher galt in der Psychotherapie, dass negative Emotionen von negativen oder traumatischen Erinnerungen oder Ereignissen verursacht werden.

„Erinnerung → negative Emotion"
= einfacher Zusammenhang von
„Ursache → Wirkung"

Dr. Callahan fand jedoch heraus, dass zwischen Erinnerung bzw. Gedanken und der negativen Emotion ein weiterer Schritt liegt.
Es handelt sich um eine Störung oder Unterbrechung des gleichmäßigen Energieflusses durch die Meridiane.

Ein Gedanke oder eine Erinnerung
ist Auslöser für

**eine Störung im körpereigenen
Energiesystem.
(Verbindung zum morphischen Feld)**
dieser äußert sich als

physischer oder psychischer Schmerz

**Das bedeutet, dass bei dieser Form
der Therapie die Störung innerhalb
des Energiesystems beseitigt wird.
Dies hat zur Folge, dass ein Erinnern
oder ein Denken an den Auslöser keine Schmerzen in physischer oder psychischer Hinsicht mehr auslöst.**

Morphische Felder
(Gedankenfelder)

Haben Sie schon mal einen Schwarm aus tausenden von Vögeln beobachtet, wie er am Himmel seine Bahnen zieht? Und haben Sie sich schon mal gefragt, warum es dabei zu keinen Kollisionen kommt? Warum all diese Vögel wie auf Kommando nach links, nach rechts, nach oben, nach unten fliegen und sich keinen Schaden zufügen?

Die Frage erklärt der englische Biologe Rupert Sheldrake.

Vereinfacht ausgedrückt, lautet seine Erklärung: Die Vögel kommunizieren über energetische Schwingungsfelder, sogenannte morphische Felder (Morphé = Form). Das gleiche gilt für Menschen in Bezug auf seine verschiedenen Gefühle und Gedanken. Diese Felder beschränken sich zufolge nicht auf das Gehirn, sondern erstrecken sich über den Körper hinaus in die Umwelt und sind die Grundlage unserer Wahrnehmung und Verhaltensweisen. Hinzu kommt, dass das menschliche Gehirn dieser Auffassung gemäß ein gigantischer Sender/Empfänger ist, vergleichbar mit einem Radio oder Funkgerät. Verändere ich die Peilung bzw. Frequenz, verändern sich auch die Sender zu denen ich in Beziehung stehe. Bin ich also zum Beispiel in Resonanz mit dem Schwingungsfeld Angst, also eher ein ängstlicher Typ, so ziehe ich alles in meinem Leben an, was meine Angst nährt. Durch meine eigene, dadurch größer werdende Angst, nähre ich wiederum das globale morphische bzw. Schwingungsfeld der Angst. Deshalb entwickeln furchtsame Menschen auch immer mehr Ängste, denn ihr individuelles Schwingungsfeld der Angst, ist in Resonanz mit dem globalen Feld der Angst. Sheldrake geht davon aus, dass morphische Felder raumzeitliche Organisationsmuster sind. Diese Felder besitzen ihm zufolge eine Art eingebautes Gedächtnis, das auf der morphischen Resonanz beruht, - gleichem auf gleiches über Raum und Zeit (das Gesetz der Anziehung).

Die morphischen Felder sind neuartige Felder, die es neben den Gravitationsfeldern, den elektrischen, magnetischen und Quantenmater-
iefeldern gibt und auch mittlerweile von der Physik anerkannt wurden. Es gibt viele Arten von morphischen Feldern. Zum einen gibt es die morphogenetischen Felder (von Morphé Genesis „ das Entstehen

von Form"), welche an der Entwicklung von Pflanzen und Tieren beteiligt sind.

Zum anderen gibt es Verhaltensfelder, die das Verhalten von Tieren organisieren, soziale Felder, welche Mitglieder einer Gruppe verknüpft, um wie ein Organismus zu agieren (siehe mein Beispiel zum Anfang mit dem Vogelschwarm). Es existieren noch viele weitere solcher morphischen Felder. Alle
morphischen Felder haben jedoch eine gemeinsame Eigenschaft. Ein gewaltiges Gedächtnis. In diesen Feldern sind alle Informationen gespeichert, die bisher für diese Erde bedeutsam waren. Hier liegt nun die Macht und Kraft der Meridian – Klopfpunkt – Therapie, belastende Zustände wie zum Beispiel Angst, Wut, Ärger, Trauer usw. aufzulösen und in eine höhere Schwingung (anderes morphisches Feld) wie zum Beispiel Liebe, Freude, Friede usw. zu transformieren.
Auf diesem Prinzip beruht der heilende Satz, indem Sie sagen:
„Ich liebe und akzeptiere mich so wie ich bin."
Nun können Sie alle niedrigen Schwingungen in eine höhere Schwingung transformieren.

Das Apex – Problem

Bevor ich nun zu Ho´oponopono und der Sedona-Methode   komme, sollten Sie noch etwas über das Apex-Problem wissen.

Was ist das Apex-Problem ?

Der Begriff „Apex" stammt von Arthur Koestler (1967). Arthur Koestler erfand den Begriff für das Nichtanerkennen eines Erfolges bzw. Behandlungserfolges.

Einige Therapeuten (MKT, MET, EFT usw) sowie diejenigen, die bereits mit der Klopftherapie gearbeitet haben, werden manchmal festgestellt haben, dass die Person, bzw. der Patient, welche beklopft wurde, den Behandlungserfolg nicht anerkennt.

Sie sagen dann: „Ich merke nichts", oder „Mein Problem war gar nicht so schlimm." Einige Patienten behaupten nach dem Beklopfen, dass sie nie dieses oder jenes Problem gehabt hätten.

Die Patienten bzw. Klienten versuchen eine andere Erklärung für Ihre Genesung zu finden, da es unmöglich von dem Klopfen kommen könne. So etwas ist für den Behandler oder Anwender natürlich enttäuschend. Statt einer Anerkennung wird das Ergebnis abgewertet. Für viele Menschen ist es noch nicht nachvollziehbar, dass eine so schnelle Wirkung möglich ist. Das Apex – Problem kann auch bei der Selbstbehandlung vorkommen.

Sie haben das Gefühl, dass Sie durch das Klopfen oder auch durch die Kombinationen nichts erreicht haben. Wenn Sie jedoch drei bis vier Wochen nach und nach einige Themen geklopft haben, wird Ihr Umfeld es aber bemerken. Sie werden Sie auf Ihre positiven Veränderungen ansprechen. Das Apex – Problem kann auch bei Ho´oponopono und der Sedona-Methode vorkommen, wenn Sie diese für sich alleine nutzen.

Ho´oponopono und
die Sedona-Methode

Ich hoffe, Sie hatten schon ein wenig Erfolg mit dem Klopfen.

Es kann sein, dass nicht alles gleich funktioniert, aber Übung macht den Meister.

Wenn Sie etwas nicht sofort wegklopfen konnten kann es sein, dass der Satz nicht stimmt oder hinter Ihrem Thema ein größeres Thema liegt, zum Beispiel ein Trauma. Ein Trauma lässt sich nicht alleine beklopfen. Hier hat der Körper eine Art Selbstschutz eingebaut. Bei einem Trauma müssen Sie von einer anderen Person beklopft werden. Hier ist ein Therapeut zu empfehlen, der die Klopftherapie beherrscht.

Wo ich gerade bei dem Thema Selbstschutz bin. In meinen Seminaren kommt es oft vor, dass mich ein Teilnehmer fragt: „Was ist denn, wenn ich mir zum Beispiel meine Höhenangst wegklopfe, das ist doch gefährlich oder?"

Diese Frage muss ich mit Nein beantworten. Das Gegenteil ist der Fall. Sie werden viel sicherer. Wenn Sie sich Ihre Höhenangst weggeklopft haben, ist diese weg.

Sie haben sich aber nicht Ihren Verstand weggeklopft und wissen weiterhin, dass es tödlich sein kann, wenn Sie irgendwo aus einer Höhe herunterfallen oder springen. Jetzt können Sie jedoch leicht und locker zum Beispiel von einem Berg oder einer Klippe schauen, ohne irgendwelche Angstsymptome zu haben.

Diese Angstsymptome würden Sie verkrampft machen oder es würden sich Schwindelgefühle ohne Klopfen zeigen. Das ist dann gefährlich.

Also, Sie können mit dem Klopfen nichts falsch machen, nur gewinnen.

Es gibt aber ca. sieben Prozent der Bevölkerung, bei denen das Klopfen wenig bis gar keinen Erfolg zeigt.

Durch meine Forschung habe ich jedoch herausgefunden, dass es zwei Methoden gibt, welche für sich alleine schon phänomenal sind, jedoch in der Verbindung mit der Meridian – Klopfpunkt – Therapie nun bei fast jedem funktioniert. Das bedeutet, dass die Behandlungserfolgsquote auf ca. 99 Prozent steigt.

Es handelt sich um die hawaianische Methode Ho´oponopono nach Dr. Len sowie der Sedona-Methode von Hale Dwoskin, welcher bereits in dem Buch „The Secret" mitgewirkt hat. Ich erkläre Ihnen zunächst die beiden Methoden einzeln für sich. Im Anschluss zeige ich Ihnen, wie sie diese mit der Meridian – Klopfpunkt – Therapie kombinieren.

Ho´oponopono

Die erste Methode, welche ich Ihnen erklären möchte ist Ho´oponopono. Ho ´oponopono kommt aus dem Hawaiianischen und bedeutet übersetzt in etwa
→ etwas richtigstellen oder
→ etwas zurechtrücken.
Es leitet sich vom
→ Ho´o = etwas tun und
→ Pono = ausgleichen/Perfektion ab.
Die alten Hawaiianer gehen davon aus, dass alles im Universum eins ist und alles mit allem verbunden ist. Dies bedeutet so viel, dass alles, was im Außen sichtbar ist, auch im Inneren vorhanden sein muss (Mikrokosmos = Makrokosmos). Es kann also nichts in Ihrem Leben oder Ihrer Welt passieren, ohne dass Sie eine Resonanz dazu haben.
Der hawaiianische Arzt Dr. Len ging dieser Sache auf den Grund. Dr. Len machte einen Versuch. Er behandelte eine ganze Abteilung einer psychiatrischen Klinik mit schwerst- kranken Patienten. Der Versuch sah so aus, dass er die Patienten, welche er behandelte, nie getroffen hat. Er bekam nur die Krankenakten der Patienten. Jetzt behandelte er aber nicht die Patienten,

sondern den Teil in sich, welcher diese Patienten mit unterschiedlichen Erkrankungen geschaffen hat. Dr. Len nahm sich eine Akte nach der anderen vor. Bei jeder Akte schaute er sich die Symptome an und stellte sich selber die Frage:

→ Womit habe ich das erschaffen ?
(eine Krankheit oder ein Problem)
Diese Frage stellte er sich immer
wieder,

→ womit habe ich das erschaffen?
Sobald er etwas fand, sagte er zu
sich selbst.

→ Es tut mir leid, ich verzeihe mir,
ich liebe mich.

Das machte er solange, bis er innerlich ein gutes Gefühl hatte. Das sensationelle Ergebnis dieses Versuches war, dass bis auf zwei Patienten alle geheilt wurden. Die Abteilung musste bzw. wurde fürs Erste geschlossen.

Ich kann mit vorstellen, dass es Ihnen schwer fällt, zu akzeptieren, dass alles, was Sie an gesundheitlichen Problemen haben, sei es körperlicher oder seelischer Art, Sie selber erschaffen haben. Auch wenn Sie mir nicht glauben, probieren Sie diese Methode aus.

Über Ho´oponopono könnte ich ein ganzes Buch schreiben. Doch die entscheidenden Punkte bzw. der entscheidende Faktor der ganzen Methode beruht auf dem Satz:

→ Womit habe ich das erschaffen und dem nachfolgendem Verzeihen und dem sich selber lieben.

Auf der nächsten Seite können Sie Ho´oponopono für sich alleine einmal testen. Im Anschluss, zeige ich Ihnen, wie Sie Ho´oponopono mit der Meridian – Klopfpunkt – Therapie kombinieren und einen Turboeffekt des Klopfens erzielen können.

Ho´oponopono in Aktion

Jetzt fangen wir an. Genau wie beim Klopfen, suchen Sie sich jetzt ein Thema aus. Nehmen Sie eine Wut oder Ärger, damit sie es schnell überprüfen können. Sie dürfen aber auch alles andere nehmen, wie zum Beispiel Armschmerzen, Geldmangel oder mögliche Beziehungsprobleme. Entscheiden Sie sich.

Um es zu lernen, nehme ich jetzt einen Beispielsatz:
→ Ich ärgere mich, weil meine Freundin immer unpünktlich ist.

Die Frage könnte jetzt so lauten:
→ Warum habe ich mir diese unpünktliche Freundin erschaffen ?

Spüren Sie in sich hinein, was kommen für Gedanken?

Hier sind ein paar Antworten meiner Seminarteilnehmer.
→ Ich hätte Sie mir erschaffen, um mir zu zeigen, dass ich lockerer werden muss. Es tut mir leid, ich verzeihe mir, ich liebe mich.

→ Ich muss lernen für mich selbst zu sorgen.
Es tut mir leid, ich verzeihe mir, ich liebe mich.
→ Ich muss aufhören zu kämpfen.
Es tut mir leid, ich verzeihe mir, ich liebe mich.

Jetzt formulieren Sie den Satz einmal so um, als wenn Sie die Person sind, welche immer unpünktlich kommt.

Also könnte der Satz jetzt so lauten:
→ Wenn ich so unpünktlich wäre, warum würde ich das machen?

Antworten meiner Seminarteilnehmer:
→ Um mich von den Anderen zu unterscheiden.
Es tut mir leid, ich verzeihe mir, ich liebe mich.
→ Ich bin mir selbst der Wichtigste und habe keinen Respekt vor Anderen.
Es tut mir leid, ich verzeihe mir, ich liebe mich.
→ Ich will mich nicht an Regeln halten.
Es tut mit leid, ich verzeihe mir, ich liebe mich.

Der Ärger oder die Wut über die unpünktliche Freundin dürfte jetzt weg sein. Ich habe Ihnen jetzt nur ein Beispiel gezeigt, wie Ho´oponopono für sich alleine funktioniert. Ich möchte Ihnen aber lieber zeigen, wie Ho´oponopono mit MKT funktioniert. Es geht schneller und einfacher.

Kommen wir also im nächsten Kapitel zur Kombination von Ho´oponopono und der Meridian – Klopfpunkt –Therapie.

Meridian – Klopfpunkt – Therapie kombiniert mit Ho´oponopono

Sie haben bisher in diesem Buch die Meridian – Klopfpunkt –Therapie und Ho ´oponopono einzeln kennen gelernt.
In diesem Kapitel werde ich diese beiden Methoden zusammenführen. Sie werden sehen, dass es einen Turboeffekt erzeugt, um ein Thema schneller zu lösen.
Wir nehmen jetzt zum Üben den gleichen Satz von eben aus dem Ho´oponopono.

→ Ich ärgere mich, dass meine Freundin so unpünktlich ist.

Wenn Sie jetzt diesen Ärger hätten, würden Sie ihn auf der Skala von Null bis Zehn einordnen. Nehmen Sie sich jetzt den MKT – Behandlungsablauf komplett auf Seite 37 vor.
Sie machen jetzt einen einzigen Klopfdurchgang, wie Sie ihn ohne Ho´oponopono machen würden. Der Klopfsatz lautet jetzt:

→ Mein Ärgern, dass meine Freundin so unpünktlich ist.

Nachdem Sie einmal alle Punkte geklopft haben, klopfen Sie von vorne beginnend die Punkte weiter.

Jetzt sprechen Sie den Satz bitte nicht weiter. Versuchen Sie jetzt den Ärger über die Unpünktlichkeit Ihrer Freundin gedanklich in Ihr Herz zu legen. Sollte das nicht gehen, sprechen Sie den Satz:
„Ich lege den Ärger über die Unpünktlichkeit meiner Freundin in mein Herz" einmal laut.

→ Klopfen Sie währenddessen einfach alle Punkte weiter. Wenn Sie alle Punkte durch haben, fangen Sie wieder oben an.
Haben Sie jetzt den Ärger über die Unpünktlichkeit Ihrer Freundin ins Herz gelegt? OK!

Während Sie weiter klopfen, sprechen Sie Folgendes zu sich:
→ Ich habe mir diesen Ärger über die Unpünktlichkeit meiner Freundin selbst erschaffen.

Ich lasse den Ärger jetzt los, mit den Worten:

→ Es tut mir leid, ich verzeihe mir, ich liebe mich. (zwei- bis dreimal wiederholen)

→ zum Abschluss erfolgt jetzt die Hand-rückenserie

Einmal tief ein- und ausatmen. Fertig!

Wenn Sie diesen Ärger gehabt hätten, wäre dieser vermutlich jetzt aufgelöst.

Das war jetzt ein Beispiel, wie Sie die beiden Methoden kombinieren können. Damit Sie diese Kombinationsform für alle Themen nutzen können, ohne viel nachzudenken, werde ich auf der nächsten Seite den Ablauf so darstellen, dass Sie nur noch Ihr Thema/Problem einsetzen müssen.

MKT + Ho´oponopono
Problem einsetzen

Jetzt wird nocheinmal ein Großteil wiederholt,damit Sie die Technik auch wirklich
beherrschen.

1. → Klopfen Sie den MKT – Behandlungsablauf einmal durch mit Ihrem Problem
durch (ohne Handrückenserie)

2. → Klopfen Sie alle Punkte von vorne.
Bitte sprechen Sie Ihren Behandlungssatz
jetzt nicht weiter.
Während Sie jetzt die Punkte klopfen, le-
gen Sie Ihr Problem gedanklich in Ihr
Herz. Wenn das nicht geht, dann sprechen
Sie den Satz:
„ Ich lege jetzt (Problem einsetzten) in
mein Herz."

→ Klopfen Sie ohne Pause weiter.

3. → Haben Sie Ihr Problem jetzt ins Herz
gelegt? Ok!
Wenn ja, dann sagen Sie folgenden Satz
laut zu sich selber:
→ Ich habe mir (Problem einsetzen) selbst
erschaffen. Ich lasse es jetzt los mit den
Worten:

Es tut mir leid, ich verzeihe mir, ich liebe mich (zweimal wiederholen).

→ Zum Abschluss wenden Sie jetzt wieder die Handrückenserie an.

Atmen Sie jetzt tief ein und aus. Fertig!

Jetzt prüfen Sie, wo Ihr Wert des Problems auf der Skala liegt. Zu 90 Prozent dürfte es besser oder sogar in Ordnung sein. Ist er noch nicht ganz auf Null, dann warten Sie noch ein bisschen und schreiben diesen Wert auf.

Diesen benutzen Sie dann bei der Sedona-Methode© . Damit Sie aber noch die Kombination von MKT und Ho´oponopono trainieren können, nehmen Sie doch drei bis vier Probleme aus Ihrer Liste „Harmonie der Seele" (Seite 42), um ein wenig zu üben.

Im nun folgenden Kapitel kommen wir zu der Sedona-Methode© .

Die Sedona-Methode

Die Sedona-Methode © hat schon für sich alleine tausenden von Menschen geholfen. Hier geht es um das Realeasing (Loslassen) von Emotionen und Symptomen.

Lester Levenson hat die Sedona-Methode © ins Leben gerufen und Hale Dwoskin hat das Buch zu dieser Methode geschrieben.Wie bei vielen neuen Heilmethoden wurde es aus einer Not heraus geboren.

Im Alter von 42 Jahren hat der erfolgreiche Unternehmer und Physiker fast alles erreicht und trotzdem war er sehr unglücklich, da er sehr krank war. Neben einer Depression und einer vergrößerten Leber, hatte er Nierensteine, ein Magengeschwür und Probleme mit der Milz. Nach zwei Herzinfarkten gaben ihm die Ärzte auf. Doch Lester war ein Kämpfer und beschloss, zur Ruhe zu kommen.

Er wollte Antworten für seine Krankheiten finden und konzentrierte sich auf sein Inneres. Dabei entdeckte er eine perfekte Methode um die inneren Grenzen bzw. inneren Einschränkungen loszulassen. Diese selbst entwickelte Methode praktizierte er drei Monate intensiv.

Danach war er wieder vollkommen gesund.

Lester Levenson lernte, dass wir grenzenlose Wesen sind und uns nur durch unser eigenes Denken blockieren. Wir haben einschränkende Vorstellungen, doch diese sind nicht die Realität, deshalb können wir sie loslassen. Wir erzeugen alle unsere eigene Realität. Damit jeder diese Methode lernen und nutzen kann, entwickelte Lester ein System, welches jetzt die Sedona-Methode © heißt. Viel mehr möchte ich zu der Entstehung der Sedona-Methode © nicht schreiben. Mir ist wichtig, Ihnen die Methode nahe zu bringen damit Sie diese mit der Meridian – Klopfpunkt – Therapie kombinieren können. Wie Sie bereits eben erfahren haben, geht es hier um

→ Realeasing = Loslassen ←

Durch dieses Loslassen können Sie sich von emotionalem Ballast befreien und den Körper, den Geist, die Seele und Psyche auf Gesundheit programmieren. Die Sedona-Methode © setzt sich aus folgenden fünf Schritten zusammen.

Sie benennen Ihr Thema, wie Sie es beim Klopfen gemacht haben. Im Anschluss stellen Sie sich vier Fragen, welche Sie jetzt im Kapitel „Sedona-Methode © in Aktion" kennenlernen werden.

Sedona-Methode   in Aktion

Machen Sie es sich bequem und setzen Sie sich entspannt in einen Sessel.
Kommen wir nun zu den einzelnen Schritten:

Schritt 1:
→ Benennen Sie ihr Thema und bewerten es auf einer Skala von Null bis Zehn (wenn es Ihnen möglich ist).

Schritt 2:
1.Frage:
→ Könnte ich das Gefühl/Problem jetzt willkommen heißen oder da sein lassen?

Antworten Sie spontan bitte nur mit:
→ Ja oder Nein.
Wenn Sie geantwortet haben, machen Sie sofort mit der nächsten Frage weiter.

Schritt 3:
2. Frage:
→ Könnte ich mir vorstellen
   das Gefühl/Problem jetzt loszulassen?

Antworten sie wieder nur mit:
→ Ja oder Nein.

Schritt 4:
3. Frage:
→ Wäre ich bereit dazu los zulassen?

Antworten Sie mit:
→ Ja oder Nein.

Schritt 5:
4. Frage:
→ Wann?

Hier antworten Sie auch nach Gefühl:
→ Noch nicht / sofort / oder jetzt.

Einmal tief ein- und ausatmen. Fertig !

Haben Sie bei der Frage „Wann?" mit „noch nicht" geantwortet, machen Sie den Durchgang noch einmal.

Prüfen Sie den Skalenwert Ihres Problems bzw. das Thema, welches Sie hatten.

Er sollte jetzt deutlich reduziert oder auf Null sein.

Meridian - Klopfpunkt -Therapie kombiniert mit der Sedona-Methode

Sie haben jetzt soeben die Sedona-Methode © kennen gelernt.

Diese Methode können Sie auch alleine verwenden, genau wie Ho´oponopono. Um den Behandlungsablauf sowie den möglichen Behandlungserfolg zu verbessern und zu beschleunigen, kombinieren Sie jetzt die Meridian – Klopfpunkt – Therapie mit der Sedona-Methode© .

Sie gehen jetzt wieder so vor, wie beim Klopfen und suchen sich ein Thema aus, welches Sie auflösen wollen. Wenn Sie Ihr Thema aus Ho´oponopono noch nicht aufgelöst haben, können Sie es hier weiter behandeln. Ansonsten wählen Sie ein neues Thema aus. Vielleicht ist es auch ganz gut, ein anderes Thema zu nehmen, weil es mehr übt bzw. trainiert. Nehmen Sie zum Beispiel eine Wut oder den Ärger über eine Ihnen bekannte Person.

Um Ihnen die Kombination von MKT und der Sedona-Methode © zu zeigen, wählen wir die Wut auf ... (ein Person) aus.

Ihr Satz dürfte jetzt so aussehen:

→ Mein Wut auf ... (Person einsetzen).
Diese Wut bewerten Sie auf der Skala von Null bis Zehn.
Jetzt machen Sie den kompletten Ablauf eines Klopfdurchganges wie auf Seite 37 beschrieben, jedoch ohne die Handrückenserie. Wenn Sie einmal alle Punkte geklopft haben mit dem Satz
→ Meine Wut auf ... (Person einsetzen), fangen Sie wieder beim Stirnpunkt an und klopfen ständig weiter.
Während Sie klopfen, stellen Sie sich selber folgende Fragen:

1. Frage:
Könnte ich die/diese Wut auf ... (Ihre Person), jetzt willkommen heißen / da sein lassen?
→ Antworten Sie mit Ja oder Nein.

2. Frage:
Könnte ich mir vorstellen die/diese Wut auf ... (Person einsetzen) jetzt loszulassen?

→ Antworten Sie mit Ja oder Nein.

→ Immer noch weiter klopfen.

3. Frage:
Wäre ich bereit diese Wut auf ... (Person einsetzen) jetzt los zulassen?

→ Antworten Sie mit Ja oder Nein.

4. Frage:
Wann?
→ Noch nicht / sofort / oder jetzt.

→ zum Abschluss folgt jetzt wieder die
   Handrückenserie.

Einmal tief ein- und ausatmen. Fertig!

Prüfen Sie den Skalenwert der Wut.
Sie sollte jetzt deutlich reduziert oder auf Null sein. Ansonsten machen Sie noch einmal einen Durchgang. Damit Sie diese Kombinations-form auch für alle anderen Themen nutzen können, ohne viel nachzudenken, werde ich auf der nächsten Seite den Ablauf so darstellen, dass Sie nur noch Ihr Thema/Problem einsetzen müssen.

Meridian – Klopfpunkt –Therapie und Sedona-Methode Problem/Thema einsetzen

Wie Sie jetzt bereits wissen, beginnen wir immer zuerst mit der Benennung unseres Themas oder Problems.

Schritt 1:
→ Benennen Sie ihr Thema bzw. Problem und ordnen Sie es auf der Skala von Null bis Zehn ein.

Schritt 2:
→ Klopfen Sie den Behandlungsablauf von Seite 37 einmal durch ohne aber die Handrückenserie zu verwenden.

Schritt 3:
→ Im Anschluss klopfen Sie wieder von vorne (Stirnpunkt) alle Punkte ohne Pause und stellen sich dabei folgende Fragen:
1. Frage:
Könnte ich, mein ... (Problem/Thema einsetzen) jetzt willkommen heißen/da sein lassen?

→ Antworten Sie mit Ja oder Nein.

2. Frage:
Könnte ich mir vorstellen, mein ... (Problem/Thema einsetzen) jetzt loszulassen?

→ Antworten Sie mit Ja oder Nein.

3. Frage:
Wäre ich bereit dazu, mein ... (Problem/Thema einsetzen) jetzt loszulassen?

→ Antworten Sie mit Ja oder Nein.

→ Immer noch weiter klopfen.

4.Frage:
Wann?
→ Noch nicht / sofort / oder jetzt.

Schritt 4:
→ Zum Abschluss folgt jetzt wieder die Handrückenserie.

Einmal tief ein- und ausatmen. Fertig!

Ich hoffe, dass Sie bis hierher alles soweit verstanden haben.

Sollte es beim ersten Lesen des Buches nicht gleich alles klappen, ist das vollkommen normal. Für viele von Ihnen ist es noch Neuland. Jedoch nach ca. einer Woche dürften Sie die Methoden können. Die nächste und letzte Kombination ist für Sie einfacher, weil dass, was Sie bis jetzt gelesen und gelernt haben, sich jetzt in der Gesamtkombination wiederholt.

Wenn Sie bis jetzt ernsthaft mitgemacht haben, müssten einige Probleme aufgelöst sein. Sie dürften sich auch besser fühlen. Mein Ziel ist es, Ihnen mit diesem Buch zu helfen, nach und nach endlich glücklich und gesund zu werden und zu bleiben. Ich weiß, dass es mit dieser Kombination der Methoden funktioniert. Im nächsten Kapitel folgt nun die Gesamtkombination aller drei Methoden. Es ist die letzte Kombination.
Also auf geht's!

Meridian – Klopfpunkt – Therapie
Gesamtkombination

Da Sie bereits jede Methode einzeln für sich sowie die Teilkombinationen kennen gelernt haben, zeige ich Ihnen, wie Sie gleich Ihr Problem/Thema einsetzen können.
Ich schreibe hier jetzt alles komplett auf, sodass Sie nicht ständig umblättern brauchen.

1. → Zuerst das Problem/Thema benennen.

Wert des Problems auf einer Skala von Null bis Zehn einschätzen:
 0 = gar kein Problem
10 = maximaler Grad Ihres Problems

Ihr Wert = _____

Zwei Gehirn-Atemausgleichsübungen machen(siehe Seite 24)

Thymusdrüse klopfen:
Sprechen Sie folgenden Satz siebenmal laut:
„Ich liebe und glaube, vertraue, bin dankbar und mutig."

Massieren Sie nun den Herzpunkt im Uhrzeigersinn oder klopfen den Handkantenpunkt und sprechen Ihr Problem aus.

„Obwohl ich ... (Problem/Thema einsetzen) habe, liebe und akzeptiere ich mich so wie ich bin." Dreimal den Satz wiederholen.
„Obwohl ich es nicht verdient habe, ... (Problem/Thema einsetzen), oder „auch wenn es ein Teil von mir nicht erlaubt, das ... zu verlieren, liebe und akzeptiere ich mich so wie ich bin."
Wiederholen Sie auch diesen Satz dreimal.

Klopfen Sie jetzt einmal alle 17 Punkte.

Bei jedem Punkt sprechen Sie jetzt Ihr Thema aus und klopfen dabei.
(z. B. Meine Angst vorm Fliegen oder meine Wut auf, ...).

2. → Klopfen Sie alle Punkte von vorne. Bitte sprechen Sie Ihren Behandlungssatz jetzt nicht weiter. Während Sie jetzt die Punkte klopfen, legen Sie Ihr Problem gedanklich in Ihr Herz. Wenn das nicht geht, dann sprechen Sie den Satz.
    „Ich lege jetzt (Problem einsetzen) in mein Herz".

→ Klopfen Sie ohne Pause weiter.

3. → Haben Sie Ihr Problem jetzt ins Herz gelegt? Ok!
Wenn ja, dann sagen Sie folgenden Satz laut zu sich selber:
→ Ich habe mir (Problem einsetzen) selbst erschaffen. Ich lasse es jetzt los mit den Worten:
Es tut mir leid, ich verzeihe mir, ich liebe mich (zweimal wiederholen).

4.→ Sie klopfen die Punkte immer wieder von vorne (Stirnpunkt) ohne Pause und stellen sich dabei folgende Fragen:
1. Frage:
Könnte ich, mein ... (Problem/Thema einsetzen) jetzt willkommen heißen/da sein lassen?

→ Antworten Sie mit Ja oder Nein.

2. Frage:
Könnte ich mir vorstellen, mein/meine .... (Problem/Thema einsetzen) jetzt loszulassen?

→ Antworten Sie mit Ja oder Nein.

→ Klopfen Sie immer noch weiter.

3. Frage:
Wäre ich bereit diese Wut auf ... (Person einsetzen) jetzt loszulassen?

→ Antworten Sie mit Ja oder Nein.

4. Frage:
Wann?
→ Noch nicht / sofort / oder jetzt.

5. → Zum Abschluss folgt jetzt wieder die Handrückenserie.

Einmal tief ein- und ausatmen. Fertig!

Prüfen Sie den Skalenwert Ihres Problems oder das Thema, welches Sie hatten.
Es sollte jetzt deutlich reduziert oder auf Null sein. Ansonsten führen Sie noch einmal einen Durchgang durch.

Das war jetzt die Gesamtkombination. Diese brauchen Sie natürlich nicht immer. Es reicht oft aus, wenn Sie Ihr Problem zwei- bis dreimal

klopfen und dann eine Kombination anschließen. Ich wünsche mir, dass Ihnen das Buch schon geholfen hat, einige Probleme aufzulösen. Das Buch habe ich extra in diesem kleinen Format geschrieben, damit es in jede Tasche passt und es bei sich tragen können. Falls Sie Interesse haben an einem meiner Seminare teilzunehmen, ist im Anhang meine Anschrift sowie die Homepage angegeben. Hier finden Sie auch aktuelle Seminartermine. Zum Abschluss des Buches stelle ich Ihnen noch einige Rückmeldungen von Patienten und auch Seminarteilnehmern vor, sowie, was bereits mit der Behandlungsmethode erfolgreich therapiert worden ist. Als Therapeut helfe ich Ihnen den „richtigen Weg" zu finden, die eigentliche Heilung vollziehen Sie und Ihr Körper jedoch selber.

Die Meridian – Klopfpunkt – Therapie zeigt, was möglich ist. Ich bedanke mich bei Ihnen für Ihr Interesse und stehe für Rückfragen gerne zur Verfügung. Möge Ihnen das Buch helfen, endlich glücklich und gesund zu werden, zu sein und zu bleiben.

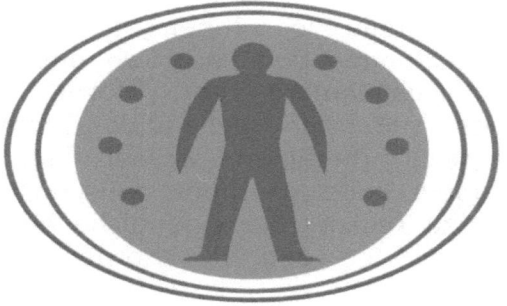

Rückmeldungen von Seminarteilnehmern

Sehr geehrter Herr Arning,

das Grundseminar ist jetzt eine Woche her und Sie haben mir einen neuen Weg ins Leben gezeigt.
Für mich war es eigentlich unmöglich, in einem Seminar meine Trauer und Wut aufzulösen. Doch jetzt ist ja schon eine Woche rum und mir geht es immer noch super. Ich kann Sie nur weiterempfehlen.

Liebe Grüße aus Hamburg
Dagmar O.

Hallo Uwe,

danke, dass Du mir dieses Seminar zum halben Preis angeboten hast, um meine Zweifel zu beseitigen. Ich habe vorher dieses Klopfen für Quatsch gehalten, aber nach deinem Seminar bin ich mehr als überzeugt von dieser Methode. Du weißt, dass ich schon seit 10 Jahren als Psychotherapeut arbeite und das diese Methode mehr als nur Wunder bewirkt.
Also Uwe, vielen Dank, dass Du mich

überzeugt hast. Wie versprochen überweise ich Dir jetzt die andere Hälfte des Seminarpreises.
Bis nächste Woche,

Gruß
Holger F.

Sehr geehrter Herr Uwe Arning,

das Seminar am Wochenende hat alle meine Erwartungen übertroffen. Wie Sie ja wissen, war meine Fahrstuhlangst schon nach 15 Minuten weg. Ich wollte Ihnen nur mitteilen, dass Sie immer noch weg ist.

Danke für das tolle Seminar.

Mit freundlichen Grüßen
Jutta K.

Hallo Uwe,

ich melde mich erst jetzt, aber das Seminar hat bei mir Wunder bewirkt. Das erste Mal in meinem Leben war ich im Urlaub und zwar bin ich geflogen.

Ich war auf Kreta und habe es genossen. Von meiner Flugangst war keine Spur mehr.

Recht herzlichen Dank!
Ich kann jedem nur ein Seminar mit MKT empfehlen.

Liebe Grüße
Olaf L.

Sehr geehrte Herr Arning,

ich kann es immer noch nicht richtig in Worte fassen, aber das Seminar mit Ihnen war einfach genial. Was MKT in diesen 1 ½ Tagen bei mir bewirkt hat, ist unglaublich. Die Möglichkeiten, welche sich mit dieser Technik ergeben, sind schier unerschöpflich. Ich arbeite in einem Kindergarten und was sich hier tut, lässt sich nicht in Worten erklären.

Vielen, vielen Dank!
Mit freundlichen Grüßen
Thorsten M.

Rückmeldungen
von Patienten

Sehr geehrter Herr Arning,

Sie hatten mich gebeten, Ihnen ein Feedback zu geben. Jetzt sind genau sechs Monate vorbei und ich habe wirklich seitdem keine Zigarette mehr geraucht. Nachdem ich schon vieles probiert habe, bin ich glücklich das Klopfen bei Ihnen kennen gelernt zu haben.

Danke
Jörg B

Sehr geehrter Herr Uwe Arning,

ich habe Ihnen versprochen, wenn die Meridian - Klopfpunkt - Therapie bei mir Erfolg zeigt, werde ich Sie meinen Ärztekollegen vorstellen. Heute kann ich sagen, dass meine körperlichen Probleme vollkommen verschwunden sind. Auch wenn ich Arzt bin, war ich immer offen für alternative Methoden.
Mit der Meridian - Klopfpunkt - Therapie oder auch anderen Klopfmethoden erzielen

wir einen Fortschritt in der Medizin.

Mit freundlichen Grüßen
Dr. Heiner D.

Hallo Herr Arning,

ich weiß nicht, ob Sie sich noch an mich erinnern. Mein Name ist Hannelore B. und Sie hatten mich vor drei Jahren in Husum wegen meiner Hüftschmerzen geklopft, welche ich seit 20 Jahren hatte. Die Schmerzen sind immer noch weg, was ich kaum glauben kann.
Ihr Bruder hat mir Ihre neue Anschrift gegeben, damit ich Ihnen noch mal danke sagen kann.

Liebe Grüße aus Husum
Hannelore B.

Hallo Uwe Arning,

ich war gestern am 12.11.08 bei
Dir. Ich bin Marie und habe   bzw.
hatte diese Panikattack-
en, ich hoffe du erinnerst Dich .
Heute am 13.11. war ich einkaufen
hihi sogar bei Woolworth, ich freu
mich riesig, kann es kaum glauben,
doch ganz war und ist dieser "Kno-
ten" im Hals noch nicht weg, dieses
gewisse etwas fehlt noch, was genau
es ist, kann ich auch nicht sagen!
Du wolltest noch irgendetwas mit so
einem Gerät machen (habe den Namen
vergessen) gibst du mir Bescheid
wann du dieses getan hast, würde
mich sehr freuen.
Ich bin soooo positiv überrascht,
das ist einfach super!

Dankeschön
Ganz lieben Gruß Marie K.

Hallo Uwe,

vielen Dank, dass Du meiner Mutter so toll helfen konntest. Die Behandlung bei Dir war ein voller Erfolg. Die Depression ist vollkommen weg.
Ich hoffe, wir sehen uns bald mal wieder im PRISMA-Gesundheitsstudio. Mir geht es seit ich das letzte Mal bei Dir war auch wirklich super, auch hierfür nochmals vielen Dank. Werde mir auch demnächst Dein neues Buch kaufen.

Mit freundlichen Grüßen
Dieter B.

Sehr geehrte Herr Uwe Arning,

ich habe mir Ihr Buch „Hoffnung-Wege zum gesunden Leben" gekauft. Endlich einmal ein Buch, das hält, was es verspricht. In zwei Tagen habe ich meine Allergien auflösen können. Wenn Sie vielleicht mal in die Nähe von Bochum kommen, würde ich gerne ein Seminar bei Ihnen besuchen.

Mit freundlichen Grüßen
Christian P.

Was bisher mit MKT , Ho´oponopono und der Sedona- Methode erfolgreich therapiert wurde

Abnehmen / Gewichtsreduktion
ADS (Aufmerksamkeitsdefizitsyndrom)
ADHS (Aufmerksamkeitsdefizit- und
        Hyperaktivitätssyndrom)
Akne
Asthma
Augen / Sehkraft
Bulimie
Depression
Eifersucht
Erkältung
Fibromyalgie
Flugangst
Geldprobleme
Gürtelrose (Herpes Zoster)
Heuschnupfen und andere Allergien
Höhenangst
Jet Lag - Nachwirkungen
Kopfschmerzen
Krebs
Lampenfieber
Legasthenie (Lese- und
Rechtschreibstörung)
Lernprobleme

Migräne
Morbus Parkinson
Multiple Sklerose
Nase verstopft oder verschnupft
Panikattacken
Phobien
Platzangst
Prüfungsangst
Pseudokrupp
Raucherentwöhnung
Rheuma
Rückenschmerzen
Schilddrüsenprobleme
Schlechte Noten (evtl. Ursachen)
Schuldgefühle
Selbstbewusstseinsmangel
Sexprobleme
Sodbrennen
Sport (Auflösen von mentalen Blockaden
und Schmerz , sowie Leistungssteigerung)
Stoffwechseloptimierung
Suchterkrankungen jeglicher Art
Süßes / Naschen (Verlangen, Sucht
auflösen)
Tiefenangst
Traumata jeglicher Art
Wut / Ärger / Sauersein
Zähneknirschen
Zwang / zwanghafte Störungen

Register

Zum Abschluss des
Buches
möchte ich Ihnen
folgendes sagen:
Wenn wir oder Sie darauf
warten, bis alles
wissenschaftlich erklärt ist,
haben Sie vielleicht Ihre
Chance verpasst.
Deshalb gebe ich Ihnen den
Tipp:
Finden Sie heraus, was für Sie
gut ist und was Sie für sich tun
können. Jeder Weg fängt mit
dem ersten Schritt an.
Sie sind verantwortlich,
was Sie aus Ihrer Zukunft
machen!

Vielen Dank!!!

Ihr

Uwe Arning

Adressen
(Kooperationspartner)

Uwe Arning
Praxis für energetische Anwendungen
Kleiner Sand 12, 25436 Uetersen
Tel.: 04122/982466
E-mail: arning_mkt@yahoo.de
Internet: www.arning-mkt.de

PRISMA – Gesundheitsstudio
Körper und Geist trainieren
Seminarstr. 79 – 81, 25436 Uetersen
E-mail: petzold@prisma-uetersen.de
Internet: www.prisma-uetersen.de

Aktivplus Fitnessclub
Dein Fitnessclub mit Herz, um etwas
für den Körper und Geist zu tun
Treibweg 17 b, 25813 Husum
E-mail: info@aktivplus-fitness.de
Internet: www.aktivplus-fitness.de

Edel´s Steine Laden
Edeltraut Martens
Wilhelmstr. 52, 25436 Tornesch
Tel.: 04122/56502

Ingrid Chambosse
Lehrtherapeutin, Privatpraxis
Neuer Weg 33, 25469 Halstenbek
Tel.: 04101/586861
E-mail: ingrid@ingrid-helm.de
Internet: www.ingrid-helm.de

Christiane Kleinwort,
Heilpraktikerin
Weidenstieg 26, 25492 Heist
Tel.: 04122 /4810950
Internet: www.engel-therapie.de

Eva Maria Schmidt
Heilpraktikerin
Achtern Barg 5, 25436 Moorrege
Tel.: 04122/82222

Literaturhinweise

Uwe Arning
Hoffnung -Wege zum gesunden Leben
BOD Verlag, Norderstedt 2008
ISBN: 978-3-837-01521-8

Bärbel und Manfred Mohr
Cosmic Ordering
KOHA-Verlag GmbH Burgrain, 2008
ISBN: 978-3-86728-060-0

Hale Dwoskin
Die Sedona-Methode
VAK Verlags GmbH, Kirchzarten 2006
ISBN: 978-3-935767-78-1

Trudi Thali
Lichtbahnen Heilung
Windpferd Verlagsgesellschaft mbH,
Aitrang 2004
ISBN: 3-89385-466-5

Trudi Thali
Lichtbahnen Selbstheilung
Windpferd Verlagsgesellschaft mbH,
Aitrang 2005
ISBN: 3-89385-469-X

Trudi Thali
Meridian Karten
Windpferd Verlagsgesellschaft mbH
ISBN: 3-89385-422-3

Rhonda Byrne
The Secret
Goldmann Verlag, München September 2007
ISBN: 978-3442337903

Roger Callahan, Joanne Callahan
Den Spuk beenden
VAK Verlags GmbH, Kirchzarten 2001
ISBN: 3-932098-91-9

Rupert Sheldrake
Der siebte Sinn des Menschen
S. Fischer Verlag GmbH, Frankfurt am
Main, Januar 2006
ISBN: 978-3-596-16870-5

Uwe Arning

.... Hoffnung ....
Wege zum gesunden
.... Leben ....

Mit den Meridian-Energie-Techniken
nach Franke sowie die Kraft und Macht
der richtigen Worte und des Denkens

ISBN: 978-3-837-01521-8

Uwe Arning
Hoffnung -Wege zum gesunden Leben
BOD Verlag, Norderstedt 2008

Notizen